AF311260

MÉMOIRE

SUR

de Nouvelles Dents et de Nouveaux Dentiers

EN PATE MINÉRO-ADAMANTINE

Présentés à l'Académie royale des Sciences,

ou

Nouveau Système

DE PROTHÈSE DENTAIRE

DONT LA BEAUTÉ, LA PROPRETÉ, LA DURÉE, L'UTILITÉ
ET LA PERFECTION DE L'AJUSTEMENT,
OBVIENT A TOUS LES INCONVÉNIENTS DES DENTS ET DES DENTIERS
ACTUELLEMENT EN USAGE,

SUIVI

DE QUELQUES CONSEILS SUR LA CONSERVATION DES DENTS,
CHEZ L'ADULTE ET L'ENFANT.

Par M. J. DIDIER,

Médecin-Dentiste de la Faculté de Paris,

Membre de plusieurs Sociétés savantes françaises et étrangères.

PRIX : **1** FRANC.

PARIS,

CHEZ L'AUTEUR, RUE RICHELIEU, 28,

MOREAU, Libraire, Palais-Royal, péristyle Valois, 182 et 183,

ET CHEZ LES PRINCIPAUX LIBRAIRES DE PARIS ET DES DÉPARTEMENTS.

1846.

MÉMOIRE

SUR

de nouvelles Dents et de nouveaux Dentiers

EN PATE MINÉRO-ADAMANTINE

Présentés à l'Académie royale des Sciences,

OU

Nouveau système de Prothèse dentaire

DONT LA BEAUTÉ, LA PROPRETÉ, LA DURÉE, L'UTILITÉ
ET LA PERFECTION DE L'AJUSTEMENT,
OBVIENT A TOUS LES INCONVÉNIENTS DES DENTS ET DES DENTIERS
ACTUELLEMENT EN USAGE,

SUIVI

DE QUELQUES CONSEILS SUR LA CONSERVATION DES DENTS

CHEZ L'ADULTE ET CHEZ L'ENFANT[*],

PAR

M. J. DIDIER,

Médecin-Dentiste de la Faculté de Paris,
Membre de plusieurs Sociétés savantes françaises et étrangères.

INTRODUCTION.

Si contrairement à l'opinion de Paracelse (1) nous admettons, ce qui n'est nullement douteux, que les mâchoires des premiers hommes de la création étaient tout aussi bien garnies de dents que les nôtres, et tout aussi bien que les nôtres aussi

---

[*] Ce mémoire se trouve chez l'auteur, 28, rue Richelieu.

(1) Paracelse prétendait qu'Adam et Eve, avant leur chûte, n'avaient point de dents.

susceptibles d'une caducité prématurée, il n'est pas alors déraisonnable de supposer (surtout si on réfléchit au préjudice que l'absence de ces organes porte à la santé) que l'art de remplacer les dents ait été exercé chez les premières générations. Quoi qu'il en soit, jusqu'à quelques siècles avant l'ère chrétienne, aucun document incontestable ne vient nous révéler l'existence de cet art.

On trouve seulement dans les écrits d'Hippocrate, d'Horace, de Perse, de Martial, de Juvénal, etc., quelques notions qui nous apprennent que les anciens peuples civilisés, tels que les Grecs, les Romains, les Celtibériens, avaient recours aux dents artificielles. On est donc autorisé à penser que l'art de remplacer les dents date au moins de près de vingt-cinq siècles. Malheureusement, comme aucun traité spécial sur la matière ne nous a été transmis par les anciens, nous ignorons quel était le degré de perfection de cet art chez ces peuples ; et c'est la raison pour laquelle la prothèse dentaire a dû être inventée de nouveau, pour ainsi dire, après la décadence des lettres et des arts.

Ce n'est que vers le seizième siècle, sous le règne de Henri III, qu'on voit en effet paraître le premier écrit sur l'art du dentiste (écrit publié à Lyon par Urbain Hémard en 1584). Cependant, malgré cette espèce de résurrection, la chirurgie dentaire n'en resta pas moins encore le domaine presque exclusif de l'empirisme jusqu'au dix-huitième siècle, où l'immortel Fauchard la releva, par ses écrits judicieux, par sa sage pratique et par ses vues philosophiques générales. C'est à partir en effet de cette époque, sous le règne de Louis XV, que la chirurgie dentaire a pris rang parmi les sciences exactes, à côté de la chirurgie commune et de la médecine d'observation dont elle est sœur, et avec lesquelles elle a depuis marché de niveau.

Ce n'est donc que depuis Fauchard qu'on peut réellement suivre les progrès de notre art et surtout de la prothèse, seule partie qui doit nous occuper dans cet opuscule.

Les limites de ce travail étant trop restreintes, nous passerons rapidement sur tous les moyens qui ont été mis en usage pour remplacer les dents depuis Fauchard jusqu'à nos jours (1), afin d'arriver plus rapidement aux pièces en *pâte adamantine* qui font le sujet principal de ce mémoire.

---

§ I. — *Des substances employées dans l'enfance de l'art pour la confection des dents artificielles.*

Les os de différentes espèces d'animaux, ainsi que l'ivoire provenant des dents de l'éléphant, de l'hippopotame (cheval marin), et les dents naturelles, tels étaient les seuls éléments dont on se servait encore du temps de Fauchard pour faire les pièces artificielles. Si les dents formées avec ces substances (os et ivoire) n'avaient eu d'autres défauts que d'être grossières, informes, et nullement ressemblantes avec les naturelles, le temps, l'adresse des praticiens, l'habitude de les travailler, auraient corrigé sans doute ces imperfections, et il est probable qu'on n'eût jamais cherché autre chose pour les remplacer. Malheureusement ces matières ont d'autres vices inhérents à leur nature et qu'il n'était pas donné à l'homme de corriger. Naturellement très poreuses, ces substances s'imprègnent aisément des humeurs de la bouche; de là leur prompte altération et l'odeur infecte qu'elles exalent; de là cette couleur de corne de cerf que les dents prennent en très peu de temps; de là aussi la fâcheuse influence qu'elles exercent sur les dents voisines qu'elles altèrent très promptement. Les dents, dites naturelles, prises sur les cadavres de nos amphithéâtres, et que quelques dentistes emploient encore de nos jours, ont, indépendamment de ces inconvénients, le défaut d'inspirer une invincible répugnance, un profond dégoût qui, il faut le dire, est bien justifié par leur origine.

---

(1) Les personnes désireuses d'acquérir de plus amples connaissances sur cette matière, pourront consulter l'ouvrage que nous venons de publier sous le titre : La médecine dentaire, etc., et notre Manuel de l'art du Dentiste, à l'usage des examens et des personnes qui veulent se livrer à la pratique de la chirurgie dentaire (qui est actuellement sous presse).

Un pareil état de choses a fait naître naturellement la nécessité de remplacer ces éléments dentaires par des substances plus propres ; de là l'origine d'une foule de recherches faites pendant près d'un siècle pour y parvenir. Comme ces recherches nous ont servi de point de départ, comme nous leur devons en quelque sorte le succès que nous venons d'obtenir, c'est-à-dire le nouveau système de prothèse, présenté par nous à l'Académie royale des sciences, il y aurait de l'ingratitude à les passer sous silence, aussi leur accordons-nous volontiers une place dans ce mémoire.

§ II. — *Recherches sur les dents et les dentiers en pâte inaltérable.*

Fauchard qui le premier a régénéré l'art du dentiste, est le premier aussi qui ait bien compris tout ce que les substances que nous venons d'indiquer avaient de malpropre, et combien il importait de leur en substituer d'autres plus saines. Aussi fit-il tous ses efforts pour arriver à ce but, sans pourtant l'atteindre, car l'émail inaltérable qu'il adaptait à ces pièces n'en garantissait que la superficie. Guidé sans doute par les essais que ce savant praticien avait rendus publics depuis longtemps, un pharmacien de Saint-Germain, nommé Duchâteau, frappé des graves inconvénients qui résultaient pour lui d'un dentier en hippopotame, et forcé de l'abandonner à cause du dégoût qu'il lui procurait, tant par l'odeur infecte qu'il exhalait que par l'aspect désagréable que les dents avaient pris par suite de leur altération, eut l'heureuse idée en 1776 d'en faire un en pâte entièrement inaltérable. Son premier essai, quoique très imparfait, le satisfit assez pour l'encourager à communiquer son procédé à l'Académie de chirurgie. L'accueil favorable qu'il en reçut, les résultats satisfaisants qu'il obtenait de sa nouvelle pièce, lui firent prendre la résolution de se mettre à faire des dentiers ; mais malheureusement sa nouvelle tentative ne fut pas heureuse. Les difficultés sans nombre qu'il rencontra dans la confection de ses pièces le découragèrent et lui firent abandonner son projet.

Les choses en restèrent là pendant l'espace de douze années environ, lorsque M. Dubois-Chément, dentiste à Paris, bien pénétré des avantages précieux qui résulteraient de l'usage de ces dentiers, s'ils étaient convenablement exécutés, reprit les essais du pharmacien de Saint-Germain. Pourvu de connaissances qui manquaient à ce dernier, il devait être et fut en effet plus heureux ; il perfectionna ses dentiers et parvint à les ajuster assez bien pour en faire adopter l'usage à beaucoup de personnes qui saisirent avec empressement l'occasion de s'affranchir des désagréments sérieux des pièces en cheval-marin (hippopotame). Dubois-Chément présenta à son tour ses dentiers à l'Académie royale de médecine, qui lui fit aussi un rapport très favorable ; il prit en outre un brevet qui lui assurait le privilége exclusif de fabriquer ses pièces pendant quinze années. Mais, soit parce que la révolution éclata quelque temps après, ou, ce qui est plus probable, parce que le succès qu'il espérait de ses nouveaux dentiers, encore trop imparfaits, ne répondit point à ses espérances, il quitta la France pour aller s'établir en Angleterre.

Le champ resté libre par le départ de Dubois-Chément, Dubois-Foucou, qui avait été chargé par l'Académie de chirurgie d'examiner les produits de ce dernier et d'en faire un rapport, s'empara de cette découverte, espérant à son tour de la mener à bonne fin, et d'en généraliser l'usage ; mais il fut encore moins heureux que son prédécesseur, car, après des essais sans nombre et des peines infinies, il fut contraint d'y renoncer ; ce qui toutefois ne l'empêcha pas de publier sur cette matière une petite brochure qui a mis plusieurs autres dentistes dans la voie de nouvelles recherches, lesquelles ont abouti à la découverte des dents minérales que l'on fabrique de nos jours, et dont M. Fonzi peut à bon droit être regardé comme l'inventeur ; aussi reçut-il de l'Athénée des arts auquel il les présenta, non seulement, comme ses prédécesseurs, un rapport favorable, mais aussi une médaille et une couronne, la plus haute distinction que ce corps savant accorde pour récompenser les découvertes utiles.

Il ne faut pourtant pas croire que ces dents minérales, qui

sont si précieuses sous tant de rapports, soient exemptes d'inconvénients, elles en présentent au contraire d'assez sérieux dans la pratique, car pour peu que la bouche soit mal conformée ou que les gencives soient inégales, on est obligé de leur donner des directions qui rendent l'aspect de la bouche désagréable, même ridicule, ou de les placer d'inégales longueurs, ce qui a des résultats non moins fâcheux.

Ce que nous disons ici pour les pièces d'une ou plusieurs dents, s'applique avec plus de raison aux rateliers partiels ou complets faits avec ces sortes de dents. Généralement lourds ces dentiers exercent une pression d'autant plus forte et plus douloureuse sur les gencives, que pour les maintenir appliqués contre celles-ci on est obligé de mettre des ressorts très durs.

La forme plate des dents, leur longueur démesurée, leur couleur terne et les intervalles qu'elles laissent entre elles, ont aussi des inconvénients graves, puisqu'ils compromettent la solidité des pièces, qu'ils rendent la prononciation difficile, embarrassée, qu'ils donnent au ratelier un aspect morne, désagréable à la vue et souvent ridicule, et qu'enfin ils le rendent malpropre par la difficulté d'extraire les substances alimentaires qui pénètrent dans ses nombreux interstices. Composés de différents métaux, ces dentiers dégagent souvent dans la bouche des courants galvaniques, plus ou moins intenses, fort désagréables ; mais de tous ces défauts, le plus grave est celui qui résulte de la pression qu'exercent sur les gencives les cuvettes métalliques plus ou moins aiguës, qui forment la base des dentiers, pression qui les coupe, les excorie, les ulcère sans cesse, défaut grave que l'affaissement continuel du bord alvéolaire rend souvent difficile à corriger.

Ainsi donc toutes les recherches qui ont été faites depuis près d'un siècle n'ont pu résoudre le problème si difficile de la découverte des pièces partielles, et surtout des dentiers en pâte inaltérable; le temps, les veilles, les dépenses de tant d'hommes de mérite n'ayant abouti en définitive qu'à l'invention des dents minérales, invention bien imparfaite comme nous venons de le voir. De sorte que ce système de prothèse dentaire si précieux, et qui par les nombreux avantages qu'il présente, devait jeter un si grand éclat sur notre art, n'avait eu jusqu'à présent d'autre résultat que le découragement de ceux qui s'en étaient occupés; mû à notre tour par le désir d'enrichir notre art d'une découverte aussi importante et frappé d'ailleurs des graves inconvénients qui résultaient de l'usage du mode actuel nous avons repris et poursuivi avec persévérance l'œuvre si laborieusement commencée par Fauchard, Duchâteau, Dubois-Chément, Dubois-Foucou et leurs successeurs, œuvre que, plus heureux qu'eux, nous avons eu le bonheur de mener à bonne fin.

§ III. — *Nouveau système de prothèse dentaire, ou dents et dentiers en pâte minéro-adamantine.*

Après tant d'hommes de mérite qui s'étaient occupés d'une question si difficile, celle de la découverte de dents et de dentiers en matière inaltérable, et d'une assez grande perfection pour lutter victorieusement d'utilité et de ressemblance avec la nature, il y avait peut-être de la témérité de notre part à nous livrer pendant tant d'années, (quatorze ans), à des recherches qui paraissaient hérissées de difficultés insurmontables. Heureusement que les obstacles qu'avaient rencontrés nos prédécesseurs et que nous avons rencontrés nous même, loin de nous décourager, n'ont fait que redoubler nos efforts, et nous nous trouvons aujourd'hui amplement dédommagé par le succès que nous avons obtenu. Nous sommes parvenu, à l'aide de nouvelles combinaisons chimiques dont nous allons parler, à construire en très peu de temps et avec un résultat invariable, non seulement des dents isolées et des pièces partielles, mais aussi des dentiers complets en pâte minéro-adamantine, d'une imitation tellement parfaite, sous le triple rapport de la ressemblance avec la nature, de la durée et de l'usage fonctionnel, que l'on ne saurait désormais rien désirer au-delà de ce point de la prothèse.

Voici la filiation des idées que nous avons suivies dans la solution de cet important problème. Nous avons d'abord repris les essais de Dubois-Foucou, en expérimentant sur le

Kaolin et le Petunzé, mêlés avec le sable de Belleville et différents oxides métalliques, ces substances ne nous ayant pas mieux réussi, nous avons cherché à les modifier de diverses manières, en les combinant avec d'autres et surtout avec celles plus récemment employées par les dentistes qui se sont livrés à ces sortes de recherches, telles que le kaolin déjà passé au four du porcelainier; les terres de vanvres, d'ancollage, d'alumine fusible, d'ombre, les différentes sortes de silex, etc., etc., mais malgré toutes les précautions que nous ayons prises, et les calculs minutieux que nous ayons pu faire pour empêcher le retrait des pièces par l'action du calorique ou corriger les effets de ce retrait sur les modèles, nous ne fûmes pas plus heureux, nous obtinmes bien il est vrai des dentiers avec des imitations de gencives, mais toujours imparfaitement ajustés, grossiers, et d'un naturel fort douteux. Force nous fût donc, après ces tentatives infructueuses, d'abandonner la route tracée par nos prédécesseurs et de nous en frayer une nouvelle. A cet effet nous appelâmes la chimie à notre aide, et à l'exemple de Lavoisier, nous n'avons pas reculé devant la dépense de l'association du carbone pur (diamant) avec divers autres éléments. Nous fîmes, par la réunion de ces produits, des composés nouveaux, qui convenablement combinés à leur tour avec quelques-unes des substances ci-dessus indiquées, nous ont amené aux résultats heureux que nous annonçons aujourd'hui, c'està-dire à la formation de pièces qui ne laissent plus rien à désirer sous aucun rapport.

Nous n'entreprendrons pas de décrire les frais, les peines et les veilles que cette découverte nous a coûté, il faut avoir fait soi-même, comme nous l'avons fait pendant l'espace de quatorze ans, des recherches sur cette matière pour se faire une idée exacte des innombrables et rebutantes déceptions dont elles sont suivies et de la dose de persévérance dont il faut être doué, pour les continuer ainsi pendant tant d'années.

§ IV. — *Avantages du nouveau système de dents et dentiers en pâte minéro-adamantine.*

J'avoue que ce n'est pas sans une sorte de répugnance que j'aborde ce dernier article, le charlatanisme ayant tellement envahi toutes les parties de notre art, tellement exagéré, abusé des bonnes comme des mauvaises choses, qu'on a à craindre d'être entâché, aux yeux du monde, de cette rouille fâcheuse qui compromet malheureusement ce qu'il y a de réel et d'utile dans notre profession. Ne voit-on pas en effet chaque jour paraître des brochures, des prospectus, des réclames, en vers et en prose, annonçant de prétendus nouveaux systèmes dentaires, des compositions diverses, soi-disant nouvelles? Que l'homme de l'art examine consciencieusement ces inventions, et il ne trouve en définitive rien autre de neuf que la forme d'une prétention calculée. Il ne s'est agi toujours en effet jusqu'ici que d'une même idée, d'un même système, acquis depuis long-temps, et que chacun présente avec des déguisements divers, des dénominations plus ou moins bizarres, prétentieuses ou mensongères.

Toutes ces merveilleuses inventions n'aboutissent en définitive qu'à des déceptions fâcheuses pour les personnes assez crédules pour s'y laisser prendre sans examen. Car de quoi s'agit-il toujours en effet? de dents minérales qui présentent les inconvénients dont nous avons parlé, ou, ce qui est pis encore, de dents d'hippopotame qui se pourrissent dans la bouche après un court séjour et altèrent la santé. (1). Le problème essentiel, le problème véritablement nouveau et important à résoudre, était celui-ci : construire plusieurs dents

---

(1) Les dents qu'un étranger annonce pompeusement en ce moment dans les journaux, sous le nom d'Osanores, et comme faites d'une matière inaltérable de son invention, ne sont autre chose que de l'hippopotame, matière sale et dégoûtante dont nous avons parlé plusieurs fois dans ce mémoire. Nous possédons plusieurs débris de ces dents tellement pourries et dégoûtantes qu'il est impossible de les regarder sans éprouver un profond dégoût.

ou des dentiers entiers en pâte minérale d'un seul morceau, y compris la gencive, leur donner toutes les conditions d'apparence et d'usage des dents naturelles, sans présenter aucun des inconvénients qu'avaient offert les pièces dentaires minérales qu'on a fabriquées jusqu'à ce jour. Nous croyons être définitivement parvenu à la solution complète de ce problème. Il ne s'agit pas ici de vains mots, de prétentions exagérées ou d'assertions équivoques, analogues à celles que nous venons de blâmer; il s'agit d'un fait matériel facile à constater; nous mettons du reste à la disposition de tout le monde nos pièces qu'on peut voir, examiner chez nous, comparativement aux pièces les plus parfaites que l'art a pu produire jusqu'à ce jour.

Il est facile de constater les conditions suivantes :

Les nouvelles dents que nous venons de présenter à l'Académie des sciences, et qu'à cause de leur composition, de leur beauté, de leur dureté, de leur diaphanéité, nous appellerons *adamantines*, peuvent servir facilement à tous les usages auxquels la nature a destiné nos dents, c'est-à-dire à la mastication, à la prononciation, et au maintien des traits de la physionomie.

En effet, comme le diamant, de la nature duquel elles tiennent, elles sont inaltérables, et peuvent facilement résister aux efforts de la trituration des aliments même les plus solides. Translucides comme ce bijou précieux, elles ont dans la bouche un air de vie qui les fait absolument confondre avec les dents naturelles, à côté desquelles on les place. Sculptées en un seul morceau, quel que soit le nombre des dents qu'elles représentent, elles sont facettées en avant et en arrière comme les dents naturelles, ce qui, tout en les rendant exactement pareilles à ces dernières, facilite singulièrement la prononciation. Sous le rapport de la propreté et de la durée, elles ne laissent non plus rien à désirer, car, comme nous l'avons dit, elles sont inaltérables et n'offrent aucun interstice capable de loger les débris d'aliments.

Pour leur donner pleine et entière ressemblance avec les dents qu'elles doivent remplacer, il est facile, en les sculptant, de leur donner tous les défauts ou toutes les qualités, c'est-à-dire la perfection ou l'imperfection, la régularité ou l'irrégularité des dents qui restent dans la bouche. Ornées au besoin d'une belle imitation de gencives, on peut toujours, quel que soit le vice de conformation de la bouche et l'inégalité du bord alvéolaire, les placer régulières et égales en longueur aux naturelles, et corriger par là les imperfections des arcades dentaires, avantage excessivement précieux, puisqu'il affranchit les personnes qui portent de fausses dents, de ces saillies ridicules des lèvres et de cette longueur démesurée des dents dont nous avons parlé à l'occasion du système actuellement en usage.

Si les avantages que nous venons de signaler sont importants pour les pièces d'une ou plusieurs dents, ils le sont encore plus pour les dentiers partiels ou complets, car c'est quand on est privé d'une grande partie ou de la totalité des dents, quand, par suite de cette privation, l'estomac remplit mal ses fonctions, et qu'il en résulte un espèce de malaise et de souffrance continus, c'est alors, dis-je, que l'application efficace de notre art peut rendre d'importants services; et c'est malheureusement alors aussi qu'il est le moins prodigue en ressources, car la plupart des dentiers, en hippopotame, en dents naturelles ou minérales qu'on place de nos jours, sont, comme nous l'avons vu plus haut, grossiers, d'un usage douloureux, peu solides et plus ou moins malpropres. Il fallait donc, pour le bien-être des personnes qui se trouvent dans cette fâcheuse condition, un système de dentier exempt de tous ces inconvénients, et qui joigne à la grâce, à la beauté, à la légèreté, à la solidité, à la propreté, un ajustement parfait, et surtout l'absence de toute partie capable de blesser les gencives; en un mot, des dentiers qui remplissent facilement les fonctions de nos dents naturelles (1).

---

(1) Il y a trois ans que nous avons commencé à placer de ces pièces, mais les difficultés que nous rencontrions encore dans l'ajustement était si grandes, que nous étions quelquefois obligé de les recommencer quatre, cinq fois et même davantage, ce qui nous mettait dans la nécessité d'en exiger un prix assez élevé, (15 ou 1800 francs), au lieu que maintenant réussissant sans peine et d'un seul trait chaque râte-

Aussi est-ce vers ce but que nous avons constamment dirigé des recherches dont les résultats certains ne se bornent pas seulement à affranchir les personnes qui ont besoin d'avoir recours à la prothèse dentaire, des sales incommodités du système actuel et que nous avons signalées dans le cours de ce mémoire ; mais aussi à remplir dans notre art une lacune qui embarrassait autant l'homme qui exerce cet art, qu'elle occasionnait d'ennuis aux personnes qui y avaient recours. En effet, quand par suite de l'extraction des dents ou des racines, les gencives sont affaissées (ce qui entraîne nécessairement l'affaissement des joues, et par conséquent l'amaigrissement de la figure), aucun moyen efficace ne peut, par l'addition de nouvelles gencives, corriger les effets produits par cet affaissement. Les essais tentés pour arriver à ce but, tels que la coloration de l'hippopotame, les cires, les mastics rougis, les émaux etc., sont loin de l'atteindre, car il suffit de quelques semaines de séjour de ces matières dans la bouche, pour décolorer les premiers, ramollir les seconds et briser les troisièmes. Obvier à ces désagréments, c'était donc une lacune importante à remplir et d'autant plus, que les cas qui réclament ces imitations sont très nombreux ; car il est peu de rateliers pour lesquels on ne soit pas forcé d'y avoir recours si on veut que les dents soient courtes, gracieuses, et surtout si on veut rendre à la physionomie le caractère qui lui est propre.

Comme il s'agit ici d'une découverte qui nous est personnelle, et dont les avantages sont faciles à constater (1) nous en bornerons là la description, laissant à l'avenir le soin de juger de son importance, et des services qu'elle peut rendre à la société.

---

lier, et ayant la faculté d'en faire de qualités différentes, (pour la beauté), nous pouvons en diminuer et en varier le prix, de manière à les mettre à la portée de toutes les fortunes et à en rendre l'usage général.

(1) Nous avons toujours chez nous des pièces d'une ou plusieurs dents et des dentiers que nous nous ferons un véritable plaisir de montrer aux personnes qui désireront les voir. Et afin qu'on puisse mieux juger de la beauté et du naturel de ces ouvrages, nous avons pris à notre service une personne à laquelle nous avons placé un de ces rateliers entier.

Conseils sur la Conservation des Dents

CHEZ L'ADULTE ET CHEZ L'ENFANT.

Comme il est probable que l'abandon dans lequel beaucoup de personnes laissent leurs dents tient plutôt au manque de notions nécessaires pour les conserver qu'à la négligence, nous avons crû nous rendre utile en plaçant ici quelques conseils hygièniques et chirurgicaux, qui mettront ces personnes à même de donner ou de faire donner à ces précieux organes tous les soins que réclame leur conservation.

HYGIÈNE DES DENTS.

La propreté des dents est une condition fondamentale de leur conservation. Il faut donc les brosser tous les matins, les curer et les rincer après chaque repas.

1° Brossage. — On doit tous les matins se servir d'une brosse douce et d'eau fraîche pour les personnes dont les dents sont insensibles, d'eau tiède pour celles dont la sensibilité dentaire est exaltée par une cause quelconque, comme la carie, par exemple, qui rend les dents impressionnables au froid. On aiguise légèrement l'eau du brossage, si l'on veut, à l'aide de quelques gouttes d'esprit de vin, d'eau de Cologne, ou bien encore avec l'élixir suivant, qui réunit comme dentifrice toutes les conditions désirables :

        Prenez : Alcool à 36 degrés... 500 grammes ;
            sulfate de quinine........ 1 gramme ;
            essence de menthe anglaise. 4 grammes ;
            teinture de cochenille..... 60 grammes.

Les personnes dont les dents se salissent très vite, remplaceront l'élixir par cette poudre.

        Prenez : Magnésie calcinée... 32 grammes ;
            quinquina rouge....... 64 grammes ;
            essence de menthe...... 2 grammes ;
            carmin.................. 1 gramme.

Pour être bien exécuté, le brossage doit porter sur tous les points et dans toutes les directions de l'arcade dentaire : on doit même faire pénétrer les crins de la brosse dans l'intervalle des dents pour en chasser tous les corps étrangers qui pourraient y être engagés et qui, sans cette précaution, s'y putréfieraient par leur long séjour et altéreraient la substance des dents et les humeurs de la bouche.

2° Curage. — Il reste toujours entre les dents, après chaque repas, des corps étrangers qu'il importe d'extraire pour les raisons que nous venons d'indiquer. Cette extraction doit se faire avec un cure-dents en plume ou en métal, d'or, d'argent ou de platine, peu importé, pourvu qu'il soit très flexible ; on ne doit se servir de ce petit instrument que le temps nécessaire à l'enlèvement des particules alimentaires, et non pendant des heures comme le font quelques personnes par inadvertance ou par mauvaise habitude.

3° **Rinçage.** — Le rincement de la bouche, après chaque repas, comme après l'usage de substances sucrées ou acides, est de rigueur. Dans ce dernier cas, il est même bon de neutraliser l'acide en passant sur les dents la brosse trempée dans la *poudre absorbante* ci-dessus indiquée.

Quoique très partisan du soin de propreté qui nous occupe, nous sommes pourtant bien loin d'approuver l'usage des Anglais, usage que par une anglo-manie ridicule nous avons adopté chez nous depuis quelque temps, et qui consiste à se rincer la bouche et les doigts dans un verre ou dans un vase exprès pour cela, et qu'on appelle *rince-bouche.* Nous ne comprenons pas qu'on puisse se livrer ainsi devant tous les convives à un pareil barbottage, et que ceux-ci aient l'estomac assez bon pour supporter cette vue sans rendre les aliments qu'ils viennent de prendre.

4° **Nettoyage.** — On doit entendre ici par nettoyage des dents, l'extraction par l'homme de l'art du tartre ou matière jaunâtre qui se dépose particulièrement la nuit sur les dents. Chez les personnes qui négligent leurs dents, le tartre acquiert quelquefois un volume considérable, il irrite la gencive, l'ulcère, la détruit, et finit même par déraciner les dents au point d'en déterminer la chûte. Outre ces inconvénients graves, cette matière a aussi celui d'accélérer les progrès de la carie dentaire et de rendre l'haleine fétide en occasionnant la putréfaction des aliments qu'elle retient. On doit donc la faire enlever aussitôt qu'on s'aperçoit de sa présence, une, deux, trois fois par an, et même plus s'il est nécessaire, et ne tenir aucun compte du préjugé vulgaire qui veut que cette opération soit contraire aux dents. Nous terminons ce résumé de l'hygiène en recommandant d'éviter sur les dents les transitions brusques de température, ainsi que de mettre en contact avec elles des substances acides et acerbes, etc.

CHIRURGIE DENTAIRE.

Quand par négligence ou toute autre cause on s'apperçoit que les dents s'altèrent, il faut immédiatement avoir recours au ministère d'un bon dentiste (1), car soit qu'il fasse usage de la lime, de la rugine, du cautère ou de l'obturation métallique, il saura toujours, à l'aide de ces moyens, arrêter les progrès du mal et même le détruire si on réclame à temps son intervention.

1° **Limage.** — L'un des secours les plus précieux dans l'art du dentiste, c'est la lime. L'emploi de cet instrument se fait toujours sans douleur et sans aucun danger. On enlève ainsi une partie cariée quand la lésion est encore au début, superficielle et latérale. La portion malade enlevée par la lime, la dent continue à remplir ses fonctions et l'on prévient ainsi en temps opportun des dégâts fâcheux. La lime sert aussi à séparer les dents et détruire les inégalités, etc.

2° **Cautérisation.** — On cautérise les dents cariées, avec le cautère actuel (fer rougi au feu) quand l'érosion est profonde et placée de manière qu'elle ne peut être atteinte avantageusement par la lime. On se propose par là de limiter le travail destructeur de la carie en y formant une escarrhe qui change la manière d'être du tissu malade en convertissant la carie en nécrose. Il est d'observation, en effet, que la cautérisation, si elle est bien faite, arrête la carie, et l'on peut alors remplir la cavité morbide restante à l'aide du plombage. Les personnes trop craintives pourront remplacer le fer rougi au feu par des moyens plus doux. (Voyez pour cela notre brochure intitulée : *Médecine dentaire mise à la portée de tout le monde*, (2) dans laquelle on trouvera les indications nécessaires pour guérir soi-même et sans frais les dents douloureuses.)

3° **Plombage.** — On obture les cavités cariées déjà desséchées et rendues insensibles par la nature ou par l'art, à l'aide d'une opération qu'on appelle plombage, et qu'on nommerait plus exactement *métallification*. Cette opération a pour but d'empêcher les parcelles d'aliments, la salive et l'air de séjourner dans la cavité morbide. On peut s'opposer ainsi aux progrès de la carie, on se sert pour cela de métaux divers, dont quelques-uns en feuilles fines et flexibles, qu'on tasse méthodiquement dans la cavité accidentelle de manière à la remplir. L'or, le platine, le métal fusible de Darcet, la pâte d'argent, l'étain

---

(1) Pour comprendre l'importance de cette recommandation, il faut savoir que sur deux cent cinquante personnes, qui prennent à Paris le titre de dentiste, il n'y en a guère plus de quarante de reçues par la Faculté; les deux cents autres ignorent pour la plupart les premiers éléments d'un art qu'ils pratiquent sans titre légal. Espérons que les tribunaux, saisis en ce moment de cette affaire, feront bonne justice d'un abus si préjudiciable à la santé des citoyens.

(2) Cette brochure se trouve chez l'auteur, 28, rue Richelieu.

servent à cette indication. On doit préférer les métaux inoxidables,
tels que l'or, le platine, au plomb, à l'étain, à l'argent qui s'oxident
dans les dents et leur donnent une teinte noirâtre des plus désagréables. Les personnes qui ne voudraient ou qui ne pourraient pas
faire plomber leurs dents, trouveront également dans l'ouvrage cité
plus haut, des préparations qui se solidifient dans les dents et les pré-
servent provisoirement du contact de la salive, des aliments, et en un
mot de toute altération.

Soins chez les enfants.

1° Dentition. — On ne doit pas se hâter, on doit même s'abstenir
autant que possible d'arracher les dents temporaires ou de lait alors même
qu'elles sont cariées, branlantes ou douloureuses. L'arrachement pré-
maturé en effet devient un obstacle à la libre sortie des dents permanentes et à leur parfait arrangement, par la raison que l'alvéole de la
dent qu'on vient d'extraire se cicatrise, s'oblitère, devient résistant
comme tous les tissus inodulaires, et il oppose une résistance à la libre
sortie de la seconde dentition. Cette résistance oblige les nouvelles
dents à se diriger vicieusement, et elles chevauchent même quelquefois
les unes sur les autres, ou s'imbriquent dans leur alignement, faute
d'une largeur suffisante de l'arcade alvéolaire, rétrécie par le fait de
l'extraction inopportune. On ne doit déroger à cette règle chez les
enfants que dans les seuls cas où la dent malade fait souffrir au point
de troubler la santé générale, ou quand elle occasionne des fluxions
répétées, des abcès, des ulcérations aux gencives, etc.

2° Dentition. — Dès que les dents permanentes commencent à se
montrer, il importe de surveiller l'éruption, de la diriger convenablement. Aussi devient-il nécessaire à cette époque d'examiner souvent les arcades dentaires et les gencives, afin de s'assurer en temps
opportun, de la direction que prennent les dents permanentes et des
opérations qu'il est nécessaire de pratiquer pour en faciliter l'arange-
ment régulier sur le bord alvéolaire.

Une fois les dents antérieures du haut et du bas renouvelées, il faut
habituer les enfants à donner à leur bouche les soins que nous avons
indiqués précédemment, à leur faire de temps en temps nettoyer les
dents, et surtout ne pas omettre de faire fréquemment visiter leur
bouche, afin que si une dent se gâte on puisse à temps arrêter les
progrès de cette maladie ou même la détruire complétement.

Imprimerie de BUREAU, rue Coquillière, 22.

Ouvrages du même Auteur.

MÉMOIRE sur les résultats précieux obtenus à l'aide du carbone pur (DIAMANT) dans la confection des DENTS et des DENTIERS, sur la beauté, la propreté et la solidité extraordinaire que cette matière précieuse donne aux *pièces Dentaires*, sur les nombreux avantages qu'offre son emploi dans la pratique de l'art du Dentiste ; et enfin sur la nécessité qu'il y avait de remplacer par des matières plus *pures*, plus *belles* et plus *solides* : 1° Les Dentiers en Dents minérales très fragiles qui cassent en mangeant et qui blessent les gencives ; 2° Les Dentiers en Dents humaines ou naturelles qui répugnent par leur origine cadavérique et altèrent la fraîcheur de l'haleine ; 3° Les Dentiers en hippopotame (*cheval marin*, etc.), qui infectent la bouche par leur prompte altération et compromettent la santé des personnes qui en font usage. — Brochure in-8° ; prix : 1 fr.

La Médecine Dentaire mise à la portée de tout le monde, ou moyen de prévenir et de guérir les altérations des Dents, suivie de quelques conseils aux personnes qui se trouvent dans le cas d'avoir recours aux fausses dents, etc.; grand in-8° ; prix : 3 fr.

Hygiène Dentaire, ou traité des soins qu'il convient de donner à la bouche pour conserver ses Dents toute la vie, avec les diverses modifications que l'âge, le sexe, la profession, etc., etc., doivent leur faire subir, grand in-8° d'à peu près 300 pages ; prix : 4 fr. 50 c.

Traité des erreurs et préjugés relatifs aux opérations de la chirurgie dentaire, grand in-8°, de 4 à 500 pages ; prix : 6 francs.

Nouveau Manuel de l'Art du Dentiste, à l'usage des examens et des personnes qui se livrent à la pratique de la chirurgie dentaire, grand in-8° ; prix : 16 fr.

Ces deux derniers ouvrages actuellement sous presse ne paraîtront qu'en avril prochain.

On peut Souscrire d'avance chez l'Auteur,

RUE RICHELIEU, 28.

ET CHEZ LES PRINCIPAUX LIBRAIRES DE PARIS ET DES DÉPARTEMENTS.

Paris. — Imprimerie de BUREAU, rue Coquillière, 22.